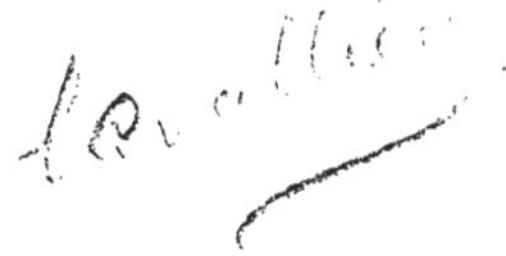

Dr Louis FILEUX
DE L'UNIVERSITÉ DE PARIS
ANCIEN EXTERNE DES HOPITAUX
MÉDAILLE DE BRONZE
DE L'ASSISTANCE PUBLIQUE

DES TUMEURS MALIGNES PRIMITIVES DE LA VULVE

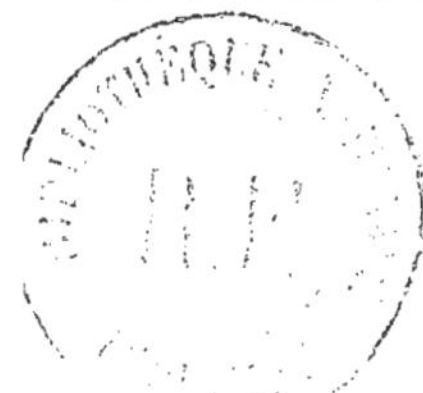

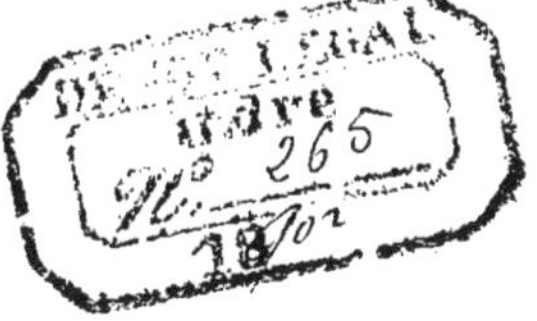

PARIS
Jules ROUSSET
36, Rue Serpente
—
1902

Dr Louis FILEUX
DE L'UNIVERSITÉ DE PARIS
ANCIEN EXTERNE DES HOPITAUX
MÉDAILLE DE BRONZE
DE L'ASSISTANCE PUBLIQUE

DES TUMEURS MALIGNES PRIMITIVES DE LA VULVE

PARIS
Jules ROUSSET
36, Rue Serpente
1902

A MON PÈRE

A MA MÈRE

A MON FRÈRE

A TOUS MES PARENTS

A MES AMIS

A TOUS MES MAITRES

A MON PRÉSIDENT DE THÈSE

M. LE PROFESSEUR S. POZZI

Professeur de clinique gynécologique de la Faculté de Paris,
Membre de l'Académie de médecine,
Officier de la Légion d'honneur.

INTRODUCTION

Avant d'aborder notre sujet, il nous reste un devoir bien doux à remplir : remercier tous nos maîtres pour les leçons et les conseils qu'ils nous ont prodigués.

Nos premiers maîtres et en particulier MM. les docteurs de Grandmaison et Rendu, MM. les professeurs agrégés Reclus et Faure ont droit à toute notre reconnaissance pour la bienveillance et le dévouement avec lesquels ils ont guidé nos premiers pas dans les sciences médicales.

Que M. le professeur Robin dont nous avons été l'externe, reçoive l'assurance de notre reconnaissance pour son enseignement si élevé de thérapeutique.

Notre seconde année d'externat, trop courte à notre gré, que nous avons passée auprès de M. le docteur Gérard-Marchant, nous a permis d'apprécier les excellentes leçons de saine clinique et l'habileté chirurgicale de ce maître si dévoué ; qu'il soit assuré de notre gratitude pour les conseils qu'il nous a prodigués ; en nous donnant l'idée de ce travail, il n'a fait qu'ajouter à la somme de reconnaissance que nous lui devons.

Que notre maître, M. le docteur L. Guinon veuille bien agréer l'hommage de notre profonde gratitude. Nous n'oublierons jamais ses précieuses leçons sur les maladies des enfants, ni la bonté de ce maître, qui n'a cessé de nous prodiguer les marques de sa bienveillance pendant notre troisième année d'externat, à l'hôpital Trousseau.

C'est avec le plus grand plaisir que nous nous rappelons le temps malheureusement trop court où nous avans été l'externe de MM. les docteurs Dalché et Michel, et de M. le professeur agrégé Méry ; nous remercions ces maîtres aimables du cordial intérêt qu'ils nous ont témoigné.

Remercions aussi M. le professeur Pinard qui nous a initié à la pratique des accouchements à la clinique Baudelocque.

Nous n'oublierons pas non plus M. le docteur Trousseau, médecin de l'hospice national des Quinze-Vingts, auquel nous sommes redevable de toutes les notions que nous possédons sur les maladies des yeux, ni M. le docteur Darier qui a bien voulu nous apprendre le traitement des maladies de la peau, alors que nous étions son externe à l'hôpital La Rochefoucauld.

Notre ami, M. L. G. Simon, interne des hôpitaux, a droit à toute notre reconnaissance pour nous avoir toujours aidé de ses conseils pendant notre externat, et pour avoir bien voulu faire l'examen histologique des différentes tumeurs rapportées dans notre thèse.

Enfin nous sommes très touché du grand honneur qu'a bien voulu nous faire M. le professeur Pozzi en acceptant la présidence de notre thèse.

PREMIÈRE PARTIE

Nous avons eu l'occasion d'observer pendant l'année 1900, dans le service de notre maître, M. le docteur Gérard-Marchant, quatre cas de cancer de la vulve.

La rareté relative de cette affection nous a engagé à les publier d'abord et ensuite, à l'aide de ces observations et de celles déjà connues dans la science, à présenter une étude d'ensemble de la question qui n'a encore été exposée dans les traités classiques que d'une façon très sommaire.

Observation I

(M. le docteur Gérard-Marchant).

La malade, Jeanne C..., âgée de 76 ans, journalière, entre à l'hôpital Boucicaut le 5 avril 1900, pour des démangeaisons intenses qu'elle ressent dans la région du clitoris.

Le début de l'affection remonte au mois de décembre dernier, elle éprouvait des démangeaisons à la vulve qui l'obligeaient à se gratter.

Quelques jours après, la malade ressentait ses premières douleurs en urinant.

Elle fut examinée à quelque temps de là par le docteur Gérard-Marchant qui constata une tuméfaction du clitoris avec ulcération de la face inférieure de cet organe. — Vu le grand âge de la malade, on lui dit d'attendre et de revenir pour se faire réexaminer quelques semaines plus tard.

Elle revient le 5 avril, et ce jour-là, on constate les lésions suivantes : le clitoris est très hypertrophié, à la fois en longueur et en largeur ; depuis l'angle supérieur de réunion des grandes lèvres jusqu'au bord inférieur du capuchon clitoridien, le fourreau de cet organe devenu très saillant, cylindrique, mesure 6 à 7 centimètres de long. La peau qui le recouvre est lisse, luisante et comme tendue.

En relevant le clitoris, on voit que sa face inférieure est ulcérée, recouverte de bourgeons charnus exubérants, séparés par des anfractuosités profondes, tapissées d'un enduit blanchâtre adhérent.

Tout l'organe mobilisé dans le sens latéral, donne une sensation d'induration en masse qui s'enfonce assez loin dans la profondeur.

Les petites lèvres sont maintenant aussi atteintes par la néoplasie. Tandis que leur face externe est lisse et normale, leur face interne est recouverte des mêmes bourgeons et des mêmes anfractuosités que sur la face inférieure du clitoris.

La région intermédiaire (c'est-à-dire la zone qui entoure le méat uréthral, le méat lui-même, l'orifice et les parois du vagin) est absolument souple et paraît normale.

On ne constate aucun ganglion dans le voisinage.

On porte donc le diagnostic d'épithélioma limité du clitoris, propagé aux petites lèvres.

L'examen des urines dénote une petite quantité d'albumine,

aussi en raison de ce fait et du grand âge de la malade on décide l'intervention sans anesthésie générale.

L'opération a lieu le 11 avril avec anesthésie au chlorure d'éthyle et à la cocaïne; on trace deux incisions verticales en dehors des petites lèvres et qui se rejoignent en haut au-dessus du clitoris. On sépare ensuite au bistouri les tissus malades des tissus sains sous-jacents et l'on arrive immédiatement au dessus de l'urèthre, après avoir atteint les limites de l'infiltration néoplasique, on arrête là l'extirpation, en respectant complètement le méat uréthral.

On ne fait pas de suture, on panse à plat, après avoir mis une sonde à demeure.

Les suites opératoires sont excellentes : la plaie se cicatrise rapidement et la malade quitte l'hôpital le 30 avril, c'est-à-dire dix-neuf jours après l'opération, presque complètement guérie.

Examen histologique de la tumeur. — Epithélioma pavimenteux typique ; globes épidermiques assez nombreux. Après imprégnation par l'iode, on ne trouve que de très rares parcelles de glycogène des cellules épithéliales.

Suites : La malade ne revient pas à l'hôpital. On apprit seulement qu'elle était morte six mois après l'intervention, avec une récidive locale.

Observation II

(M. le docteur Gérard-Marchant)

La malade, Pauline S..., âgée de 71 ans, journalière, entre à l'hôpital Boucicaut le 31 mai 1900, pour des douleurs qu'elle ressent dans la région vulvaire. Ces douleurs ont apparu pour la première fois il y a quatre mois ; ressenties d'abord seulement pendant la marche, elles se montrèrent ensuite quand la malade s'asseyait, puis à chaque mouvement elle éprouvait une gêne et une cuisson sans que la douleur fût très violente mais assez cependant pour l'empêcher de vaquer à ses occupations.

En même temps, apparaissait un suintement vaginal peu abondant mais continuel et fétide.

A aucun moment la malade ne perditses urines et ne souffrit en urinant.

Depuis deux mois elle a senti se développer dans la région inguinale droite, un ganglion.

Examen local : En écartant les deux grandes lèvres on voit que tout l'espace triangulaire compris entre les petites lèvres en dehors,le clitoris en haut,le tubercule supérieur du vagin en bas,est bourgeonnant, mamelonné, ulcéré et recouvert de produits grisâtres.

Le corps même du clitoris n'est pas hypertrophié, c'est seulement la partie découverte qui dépasse le capuchon qui est envahie, surtout à sa face inférieure.

Les petites lèvres sont bourgeonnantes et ulcérées uniquement sur leur face interne et encore l'infiltration néoplasique s'arrête-t elle à quelque distance de leur bord libre. Le méat uréthral est complètement environné par les tissus malades qui s'étendent au-dessus de lui jusqu'à l'entrée du vagin. Le méat est si déformé qu'ayant négligé de faire uriner la malade pendant l'examen,afin de voir d'où sortait l'urine, il fut impossible, au cours de l'opération,de trouver au milieu des nombreuses anfractuosités du néoplasme, le méat uréthral, qui eût servi de point de repère ; ce fut seulement quand la pièce fut enlevée avec deux centimètres d'urèthre que, trouvant l'orifice postérieur, on put faire le cathétérisme rétrograde. On vit alors que le méat était dévié à gauche de la ligne médiane, qu'au lieu d'être un orifice arrondi, c'était une fente allongée dans le sens vertical, tortueuse et étroite, les deux parois latérales étant intérieurement appliquées l'une contre l'autre.

Le toucher vaginal montre que les parois du vagin sont souples et saines, le néoplasme ne dépassant pas le tubercule antérieur du vagin.

Enfin, on trouve dans l'aine droite un ganglion allongé,

ayant la forme et le volume d'une amande, mobile sous la peau et les plans profonds.

Opération. — Le 22 juin, après avoir essayé d'abord l'anesthésie à la cocaïne, on fait donner l'éther, l'opération étant plus difficile qu'on ne l'avait prévu.

D'abord ablation du ganglion, puis du néoplasme : on fait deux incisions latérales sur le bord libre des petites lèvres et se rejoignant au-dessus du clitoris, puis dissection au bistouri du néoplasme, en taillant en tissu sain. On est ainsi amené à aller jusqu'à la face antérieure du pubis, à couper l'urèthre perpendiculairement, à deux centimètres du méat et à empiéter en bas un peu sur le vagin. La surface cruentée saignant beaucoup, on place deux ou trois fils sur les artérioles, puis ayant placé une sonde dans la vessie, par ce qui reste d'urèthre, on reconstitue un méat en suturant la muqueuse uréthrale, aux tissus périuréthraux : on ne réunit pas les lèvres de la plaie et on panse à plat.

L'examen de la pièce une fois enlevée permet de voir que malgré la large ablation faite, on n'a pas dépassé de beaucoup les limites du néoplasme qui paraît blanc et ferme à la coupe.

La malade sort de l'hôpital quinze jours après, complètement guérie.

Examen histologique. — Dejà à la coupe, on constate que le néoplasme est bien périuréthral et non uréthral : la muqueuse de l'urèthre et la couche de tissu musculaire qui lui est immédiatement sous-jacente paraissent saines ; les contours du néoplasme s'arrêtent à un demi-centimètre environ du canal.

L'examen microscopique révèle un épithélioma pavimenteux : les cellules épithéliales sont groupées en boyaux cylindriques, on n'y voit que de rares globes épidermiques.

Le tissu conjonctif de soutien est assez développé et d'état adulte, mais on trouve par places des traînées de cellules jeunes embryonnaires. Dans le ganglion, on retrouve le même aspect, mais on ne voit pas de globes épidermiques.

L'examen des coupes traitées par l'iode montre que le glycogène existe en très petite quantité sur la petite lèvre gauche et le clitoris, en grande quantité au contraire autour de l'urèthre, dans la petite lèvre droite et dans le ganglion inguinal droit. On pourrait donc en conclure que sur la petite lèvre gauche le processus est de date relativement ancienne et que, pour la petite lèvre droite et le ganglion, le processus est nouveau et en pleine activité.

Suites opératoires, — La malade revient au mois d'août, c'est-à-dire deux mois après, avec une légère récidive locale ; un bourgeon induré s'est développé en pleine cicatrice.

La malade se dérobe à une nouvelle intervention et meurt six mois après la première opération.

Observation III

(M. le docteur Gérard-Marchant).

B. F..., âgée de 40 ans, entre à l'hôpital Boucicaut le 6 novembre 1900, pour des douleurs dans la région vulvaire. Réglée à 13 ans, mariée à dix-huit ans, fait successivement cinq fausses couches. Un seul de ses enfants est vivant ; il a quinze ans et porte quelques stigmates de syphilis héréditaire. La malade elle même ne porte pas de traces de syphilis. Elle est enceinte de trois mois.

Elle reporte le début de sa maladie à l'année 1893, c'est-à-dire il y a sept ans. A cette époque, elle aurait ressenti pour la première fois des démangeaisons à la vulve ; quelques gouttes de sang ayant taché sa chemise en dehors de la période menstruelle, elle aurait constaté à ce moment une petite languette de chair rouge et saignante sur une de ses petites lèvres.

Depuis, elle a continuellement ressenti des démangeaisons vulvaires à l'occasion desquelles elle se grattait et faisait saigner légèrement la petite tumeur.

Depuis un mois seulement, la malade souffre en marchant,

en s'asseyant, et depuis quinze jours, elle éprouve des douleurs en urinant.

A l'examen, on voit que la petite lèvre droite est bourgeonnante et ulcérée à sa face interne depuis sa commissure inférieure jusqu'à deux centimètres au-dessus de l'extrémité supérieure; les bourgeons néoplastiques empiètent légèrement en dehors sur la face externe de la petite lèvre ; en dedans, ils s'enfoncent dans le vagin sur une étendue de trois centimètres. A ce niveau, le cancer est exubérant et creusé au centre d'une vaste excavation dont le fond est grisâtre. L'ulcération de la petite lèvre au contraire est plate, rouge vif et sécrète fort peu.

Opération le 14 novembre. — Incision le long du sillon entre la grande et la petite lèvre du côté droit. On procède ensuite à la dissection de la tumeur, en allant de dehors en dedans, de la superficie à la profondeur. Hémorrhagie veineuse abondante ; on réunit les tissus d'abord par un plan profond de sutures puis par un plan superficiel, au catgut; deux mèches sont introduites dans la brèche, à la partie inférieure.

Suites opératoires. — La malade sort à la fin de décembre dans un état aussi satisfaisant que possible, mais revient le 15 février avec une récidive.

La nouvelle tumeur s'enfonce profondément dans le vagin et l'excavation pelvienne, elle empiète en bas sur le sphincter externe de l'anus.

Seconde opération le 22 février 1901. — Ablation totale ; grosse hémorrhagie qui s'arrête en suturant la plaie cruentée avec du gros catgut.

La malade sort de l'hôpital dans les mêmes conditions que lors de sa première sortie et accouche le 15 mars d'un enfant vivant, au huitième mois de sa grossesse. Cet enfant est mal portant et chétif.

La malade revient de nouveau une troisième fois avec une seconde récidive. On l'opère le 13 mai 1901 ; extirpation totale de la tumeur qui allait très profondément jusqu'aux ischions.

On ne peut dépasser les limites du mal et on termine en rapprochant les tissus comme dans une périnéorrhaphie.

Les suites opératoires avaient été très bonnes et la malade s'apprêtait à sortir, quand la veille de son départ elle présente les symptômes d'une phlébite double qui repousse sa sortie au 26 août.

Actuellement la malade va bien, il n'y a pas de récidive de la tumeur, elle est très bien portante et a ses règles régulièrement. Malheureusement, depuis décembre 1901, son périnée a cédé presque complètement et elle a un prolapsus utérin réductible mais assez prononcé qui nécessite son entrée à Boucicaut le 24 mars 1902.

Observation IV

(M. le docteur Gérard-Marchant).

Il s'agit d'une femme âgée de 39 ans qui entre à Boucicaut parce qu'elle a une tumeur dans la région inguinale gauche.

Elle a été réglée à 14 ans, mariée à 17 ans, n'a pas eu d'enfants ni fait de fausses couches. Fièvre typhoïde à 7 ans, scarlatine à 18 ans.

Le début de sa maladie date de quatre ans : à cette époque elle ressentit des démangeaisons dans la région vulvaire avec douleurs continuelles. Elle avait une tumeur néoplasique située à gauche et opérée par Récamier en mars 1900. Il n'y avait pas d'engorgement ganglionnaire à ce moment-là.

En octobre 1900, elle s'aperçut de la présence d'une grosseur dans la région inguinale gauche et qui disparut complètement pour reparaître deux mois après.

A l'examen de cette malade, on trouve sur la face interne de la grande lèvre gauche une cicatrice linéaire, blanchâtre, peu appréciable ; à la place de la petite lèvre cette cicatrice est souple et pas plus à sa surface que dans la profondeur, on ne trouve d'induration ; — il y a donc guérison complète à ce niveau.

L'exploration du vagin et de la grande lèvre du côté opposé montre également l'absence de tout bourgeon néoplasique.

Par contre, au niveau de l'aine gauche, on trouve une masse volumineuse, de la grosseur d'une tête de fœtus à terme, allongée dans le sens du pli de l'aine, mamelonnée. La peau est rouge, rugueuse, complètement adhérente ; on ne peut mobiliser la tumeur sur les plans profonds, pas plus dans le sens vertical que dans le sens horizontal. Pourtant, il n'y a pas encore de signes de compression vasculaire, les dilatations variqueuses ne sont pas plus marquées que sur la jambe droite, il y a seulement un peu d'œdème de la région malléolaire, augmentant pendant la marche.

Enfin on trouve dans la région inguinale du côté opposé, quelques petits ganglions roulant sous le doigt, non douloureux.

La malade est considérée comme inopérable.

Observation V

Empruntée à la thèse de Sassy (Montpellier 1891) (résumée).

Début il y a trois ans, au niveau de la grande lèvre droite. Envahissement de toute la grande lèvre droite et de la partie supérieure de la grande lèvre gauche. Ganglions dans l'aine droite. Emploi du thermocautère. La malade quitte l'hôpital quelque temps après, paraissant complètement guérie mais n'est pas revue.

Observation VI

2e observation du même auteur (résumée).

Début il y a un an par la fosse naviculaire, puis les deux grandes lèvres. La tumeur empiète sur le vagin. Ganglions dans les deux aines. On repousse l'intervention.

Observation VII (Résumée) (Taylor)

Annales de gynécologie, 1889.

Début il y a environ 2 ans, ligne bleue, puis tumeur dans le voisinage du méat, puis deuxième tumeur de l'autre côté. Extirpation.

Deux mois plus tard, on voit reparaître la tache bleue qui s'étend rapidement et qui est encore excisée. Reparaissent ensuite une autre tumeur à droite du méat, qui s'étend jusqu'au vagin, puis une deuxième sur la portion de la petite lèvre qui part du clitoris ; ces tumeurs ont l'aspect bleu noir, les deux aines sont alors complètement prises.

On opère seulement la tumeur vulvaire et on obtient une cicatrisation parfaite, on soumet en plus la malade au traitetement arsenical.

La tumeur des aines se rétracte, puis il y a généralisation.

Observation VII

(Dr Lancial, *Bulletin Soc. anatom.*, Lille, 1888)

Ancien abcès de la grande lèvre gauche vingt-sept ans auparavant.

Début il y a cinq ans à la partie muqueuse de la grande lèvre gauche, « un petit bouton » qui grandit lentement, dit-elle, et finit par s'ulcérer, il y a 4 mois. Il n'y avait jamais eu de leucorrhée ni d'hémorrhagie, mais un prurit vulvaire qui lui causait des démangeaisons très pénibles, depuis sept à huit ans. La marche n'a presque pas été gênée, mais dans ces derniers temps la malade éprouvait, la nuit surtout, des douleurs lancinantes qui s'exagéraient au moment de la miction ; elle paraît un peu amaigrie mais elle offre cependant un état général assez satisfaisant. A l'examen, on constate l'existence d'une tumeur aplatie et ulcérée, siégeant à peu près exclusivement à la partie inférieure et interne de la grande lèvre gauche du côté de la face muqueuse. Le bord libre de la grande lèvre est à peine intéressé et la peau qui recouvre sa face externe a conservé son aspect normal. La perte de substance, de la grandeur d'une pièce de deux francs, à peu près. de forme circulaire, à bords légèrement mamelonnés, un peu surélevés et taillés à pic à la partie supérieure, offre un aspect rouge grisâtre sans bourgeons charnus et sans suppuration ; pas d'odeur spéciale.

La portion de l'ulcération présente une grande dureté sur une zone de un à deux centimètres. L'induration ne s'étend pas profondément et semble être localisée aux bords de l'ulcère. La tumeur est mobile sur les parties profondes.

La petite lèvre correspondante, le clitoris et le canal de l'urèthre ne sont pas intéressés, les parois du vagin sont souples et de consistance normale.

Pas de tuméfaction ganglionnaïre dans la région inguinale, correspondante ; à peine sent-on profondément un ganglion.

M. Duret enlève la tumeur au thermocautère en la circonscrivant d'abord et en la séparant ensuite du tissu cellulo-graisseux sous-jacent.

Une incision exploratrice est faite dans la région inguinale, on découvre sous l'aponévrose un ganglion manifestement dégénéré de la grosseur d'une noisette ainsi que deux autres ganglions plus petits. Suture et drainage de la plaie inguinale.

Au bout de quinze jours, la plaie de la région inguinale qui a légèrement suppuré au niveau des drains, est complètement fermée et six semaines après l'intervention, à la sortie de la malade, la plaie de la grande lèvre tend à se cicatriser et n'offre plus que les dimensions d'une pièce de cinquante centimes.

Examen histologique : Sur une coupe perpendiculaire au plan de la tumeur, on aperçoit profondément du tissu conjontif contenant de nombreux et volumineux îlots de cellules adipeuses ; quelques-unes de ces cellules sont isolées. En se rapprochant de la superficie, on voit dans un tissu conjonctif infiltré de cellules embryonnaires, des cylindres épithéliaux, parfois assez nettement ramifiés. Plus près de la surface, ces cylindres épithéliaux se renflent sur leur trajet et contiennent en ce point des globes épidermiques comme isolés, appartenant sans doute à des cylindres coupés perpendiculairement à leur axe.

Observation IX

(A. Ballenghien, *Bulletin Soc. Anat.* de Lille, 1889)

La malade âgée de 46 ans est syphilitique. Depuis cinq ans, se serait manifestée sur la grande lèvre droite « une plaie surélevée ne répandant point d'odeur appréciable », plaie qui serait restée seule de son espèce dans la région ano-génitale.

On remarque que la grande lèvre droite est hypertrophiée, comme œdémateuse ; sa moitié inférieure ainsi que les nymphes des deux côtés sont détruites et envahies par une tumeur ulcérée, dont l'étendue dépasse sensiblement celle d'une pièce de cinq francs. Jusqu'à un centimètre de l'orifice anal, la fourchette est confondue avec le néoplasme qui empiète également sur la partie inférieure de la grande lèvre gauche. Cette tumeur qui présente une base indurée, est surélevée de 3 à 4 cm. A sa périphérie, sa surface est rouge et sanieuse ; elle exhale une odeur fétide. Il s'agit manifestement d'un cancroïde de la vulve. Dans les deux aines et surtout à droite, les ganglions sont notablement hypertrophiés. L'opération est pratiquée, on circonscrit la tumeur au thermocautère et on la sépare peu à peu des tissus sous-jacents. La plaie ignée saigne abondamment et nécessite cinq ou six ligatures.

Du côté droit on enlève au bistouri huit ganglions inguinaux, dont les deux plus internes, aussi les plus gros, dépassent le volume d'une noisette et sont manifestement dégénérés. Six ganglions sont également extirpés du côté gauche, la veine saphène est sectionnée et liée durant l'acte opératoire.

L'examen histologique montre qu'il s'agit d'un épithélioma perlé à globes épidermiques.

La tumeur se compose essentiellement d'une trame conjonctive renfermant des cellules épithéliales au milieu desquelles se trouvent de nombreux globes épidermiques colorés en jaune par le pricrocarmin. Ces globes caractéristiques ont été retrouvés dans un des ganglions inguinaux examinés simultanément.

Quarante jours après, les plaies des aines sont cicatrisées et des bourgeons charnus de bonne nature occupent le fond de la plaie vulvaire ; à la périphérie existe un liséré épidermique blanchâtre ; néanmoins la cicatrisation est lente.

Quelques jours après, c'est-à-dire 43 jours après l'opération, un nodule cancéreux se montre sur l'extrémité inféro-externe de la moitié non incisée de la grande lèvre droite. On l'extirpe au thermocautère et la cicatrisation suit son cours régulier. A la sortie de l'hôpital la plaie était réduite à une bandelette irrégulière, longue de 2 centimètres sur quelques millimètres de large. Nulle part on ne découvrait d'induration suspecte, à la vulve comme dans les aines. La malade pouvait être considérée comme guérie, sauf la possibilité d'une récidive.

Observation X

(Leprévost, *Gazette de Gynécologie*, 1888.)

Femme âgée de 52 ans, en bonne santé jusqu'à la ménopause qui s'est faite à 47 ans ; depuis cette époque elle est sujette à des malaises, à des migraines et surtout à un prurit vulvaire très incommode, survenant par intermittences.

On constatait sur toute la partie gauche de la vulve une ulcération rosée, bourgeonnante, à bords irrégulièrement festonnés.

Cet ulcère, développé primitivement sur la face interne de la petite lèvre gauche, l'avait peu à peu détruite et s'étendait sur toute la hauteur de la muqueuse de la grande lèvre jusqu'au voisinage du clitoris ; en arrière, il avait détruit sur une étendue de quelques centimètres, la muqueuse du vagin et gagné la colonne antérieure de ce conduit qui, tout entière, était recouverte de bourgeons exubérants dont quelques-uns semblaient sortir du méat urinaire. bien que le canal de l'urèthre fût libre et mobile sur l'ulcération sous-jacente.

La peau de la vulve et de la face interne des cuisses est rouge et présente des exulcérations dues, vraisemblablement, au contact des liquides sanieux qui s'écoulent de l'ulcère et du grattage qui en est la conséquence ; mais il importe de remarquer que l'épithéliome s'est cantonné sur la muqueuse vulvo-vaginale et a respecté le tégument voisin. On trouve dans l'aine gauche une masse ganglionnaire du volume d'une grosse noix, dure, inégale, indolente ; du côté opposé on ne trouve rien.

La malade ressent de vives douleurs au niveau des parties atteintes et au niveau du clitoris ; elles redoublent après la miction lorsque quelques gouttes d'urine viennent baigner les parties malades.

Opération. — Ablation très large de la masse ganglionnaire inguinale. Suture de la plaie après drainage. Dans un second temps, excision au bistouri de toutes les parties atteintes, qui sont dépassées sur une étendue de plusieurs centimètres dans tous les sens, de telle sorte que le clitoris, une partie de paroi latérale du vagin et de la peau des grandes lèvres sont complètement enlevés. Au voisinage de l'urèthre, on enlève la colonne antérieure du vagin en respectant la paroi de l'urèthre sous-tendue par une sonde introduite préalablement.

Hémorrhagie artérielle considérable, hémorrhagie veineuse abondante qui cesse à la suite d'une cautérisation au thermocautère.

La plaie inguinale se réunit par première intention, la plaie vulvo vaginale se cicatrisa peu à peu. Au bout de deux mois la malade put reprendre une partie de ses occupations. En octobre de la même année, elle se présente de nouveau avec une masse ganglionnaire du volume d'une noisette dans l'angle externe de la plaie inguinale ; la peau à ce niveau, était rouge, amincie et prête à s'ulcérer. L'examen du vagin montra qu'une récidive s'était faite, sur la paroi antérieure du vagin, au voisinage de l'urèthre. Peu à peu, cette ulcération grandit, envahit successivement les faces latérales du vagin et l'état général redevint mauvais. La mort survint par suite d'une cachexie lente au mois de décembre suivant. La tumeur de l'aine avait fini par s'ulcérer et bourgeonnait sans cesse malgré des raclages réitérés.

Observation XI

(Leprévost. *Gazette de Gynécologie*, 1888.)

Malade âgée de 58 ans, consulte en octobre 1884. S'est toujours bien portée jusqu'au commencement de l'année 1884, époque à laquelle elle constata la présence d'un petit bouton développé sur la grande lèvre gauche. Ce bouton fut enlevé au thermocautère, mais quelques mois plus tard une nouvelle ulcération se produisit et la malade subit une nouvelle opération vers le mois d'août de la même année ; le résultat ne fut pas meilleur et une seconde récidive se produisit presque immédiatement, de telle sorte que deux mois après la seconde intervention, l'ulcération avait rongé toute la cicatrice et s'étendait sur la face interne de la grande lèvre, depuis la fourchette jusqu'à un centimètre environ du clitoris qui est respecté ; en arrière le néoplasme n'a pas dépassé les limites de la vulve ; la grande lèvre correspondante est œdématiée et devenue de consistance ligneuse. L'ulcère est recouvert de bourgeons grisâtres, saignant au moindre contact, il donne lieu à un écoulement constant d'un ichor sanieux et fétide qui porte la malade à réclamer une nouvelle opération.

L'examen du pli inguinal gauche ne décèle la présence d'aucune tuméfaction ganglionnaire. La malade ne ressent pas de douleurs vives, mais est incommodée par la marche.

Opération, le 18 octobre 1884. — Excision au bistouri de toute la partie gauche de la vulve, depuis la fourchette jusqu'au capuchon clitoridien qui est enlevé. Cautérisation consécutive au thermocautère. Hémorrhagie peu inquiétante.

Cicatrisation assez rapide de la plaie, mais au mois d'août suivant, dix mois après, la malade remarque dans l'aine droite, du côté opposé, par conséquent, à la lésion primitive, une tumeur dont le volume augmenta rapidement, au point d'atteindre en quelques semaines les dimensions d'une grosse orange.

Cette tumeur mamelonnée, indolente et dure, est adhérente sur plusieurs points à la face profonde de la peau, mais est mobilisable sur le plan aponévrotique sous-jacent. La lésion vulvaire ne s'est pas reproduite.

Le 23 septembre, extirpation de la masse ganglionnaire et curage soigneux de l'aine. Le résultat immédiat excellent, fut par malheur de courte durée, et au mois de décembre suivant on constata que la cicatrice inguinale s'était rouverte et livrait passage à des bourgeons de mauvaise nature. La malade succomba dans le marasme et la cachexie.

Observation XII (résumée).

(Lefort, *Gazette médicale*, 1898).

Il s'agit d'une femme de 36 ans, qui, depuis six mois, a vu survenir au niveau des deux petites lèvres une tumeur très volumineuse.

Cette tumeur a porté ses ravages également sur la grande lèvre gauche et sur le périnée jusqu'au niveau de l'anus.

L'examen du vagin démontre qu'il est intact et que ses parois ne sont nullement intéressées.

Par contre, on trouve un engorgement ganglionnaire au niveau des deux régions inguinales.

La tumeur est enlevée et la guérison survient mais la malade n'est pas suivie.

A l'examen histologique, on voit que l'on avait affaire à un sarcôme.

Observation XIII

(Lester, *Gazette médicale*, 1890.)

Le sujet, une femme de 43 ans, dont la mère était morte d'un cancer de la matrice, présentait une tumeur dure, du volume d'une noix, occupant le vestibule du vagin. Le néoplasme remontait en haut jusqu'à la symphyse pubienne et sur les côtés jusqu'aux branches du pubis. Il formait en avant et autour de l'urèthre une sorte de cratère ulcéré.

On enleva la tumeur (carcinome épithélial) avec le cautère de Paquelin ; les lèvres de la plaie ont été fixées par des points de suture à la muqueuse uréthrale.

La guérison est survenue d'une façon régulière mais une récidive est survenue au bout de très peu de temps.

Observation XIV (Résumée.)

(Herwit, *The Lancet*, 1861.)

Début il y a six mois. La malade avait remarqué depuis fort longtemps des taches brunes au niveau de la vulve et particulièrement sur les grandes lèvres. Ces taches avaient fini par donner naissance à une ulcération qui saignait fréquemment au moindre heurt. Cette tumeur avait eu une marche excessivement rapide.

Au niveau de la région inguinale droite on sentait des ganglions assez volumineux et pas très mobiles.

On fit le diagnostic de cancer mélanique et l'ablation, mais deux mois après survenait une récidive qui emportait la malade en six mois.

Observation XV

(Haeckel, *Annales de gynécologie* 1889.)

Femme âgée de 69 ans, ayant belle apparence et vigoureuse. Elle fut examinée le 9 avril 1887. Onze mois environ avant l'examen, elle s'était aperçue de la présence sur les organes génitaux externes d'une petite tumeur qui grossit peu à peu.

Cinq mois plus tard, les ganglions inguinaux du côté gauche s'engorgèrent et cinq mois après ce fut le tour des ganglions du côté droit. La malade n'accusait qu'une sensation de plénitude du vagin. Il y avait une tumeur de la grosseur du poing d'un enfant, de couleur noir bleu strié de blanc, qui comprenait la totalité de la petite lèvre gauche, le clitoris, la portion supérieure de la petite lèvre droite et qui par sa disposition rappelait celle d'un fer à cheval à branches inégales. Le néoplasme qui par sa coloration tranchait vivement sur les tissus environnants, se prolongeait sur la grande lèvre gauche et aussi, mais à une distance moindre, sur la grande lèvre droite. A l'orifice de l'urèthre, il y avait un petit nodule et l'on en distinguait deux autres entre la grande et la petite lèvre gauches. Dans la profondeur du mont de Vénus, on sentait deux cordons durs, qui parurent être les corps caverneux du clitoris infiltrés. On trouvait dans l'aine gauche une masse, du volume d'une prune, qui était constituée par des ganglions tuméfiés ; dans l'aine droite, il y avait aussi une tuméfaction ganglionnaire, mais moins accusée. Le ganglion épithrocléen gauche était augmenté de volume. Sur le corps, pas de pigmentations anormales, pas de nœvi pigmentaires. On fit une opération dans laquelle on extirpa toute la masse vulvaire, le tissu graisseux du mont de Vénus et les ganglions infectés. La cicatrisation fut plutôt lente. Puis l'on vit se développer, conjointement avec une cachexie profonde, de l'ascite, de l'ictère, de l'œdème des extrémités inférieures et la malade succomba 5 mois après l'opération.

Observation XVI

(Bailly. *Annales de gynécologie*, 1889.)

Femme âgée de 72 ans, nerveuse et qui avait souffert de rhumatisme avant sa 60e année. Puis, elle avait joui d'une bonne santé. Dix mois avant qu'elle fût examinée, elle avait constaté la présence, dans l'épaisseur de la petite lèvre droite, d'une tumeur indolente, de la grosseur d'une lentille. Après être restée silencieuse pendant un peu moins d'un an, cette tumeur s'accrut rapidement, devint superficielle et s'ulcéra. Plus tard, une deuxième tumeur apparut sur la face externe de la petite lèvre gauche et au voisinage de la fourchette. Elle obstruait l'orifice vaginal. Il existait aussi des dépôts pigmentaires, noirs, sur la vulve et dans le vagin, lequel, en raison de sa sensibilité, ne pouvait être examiné.

La tumeur fut enlevée.

La relation de ce cas fut faite un mois après l'opération. La plaie opératoire n'était pas encore cicatrisée et il ne paraissait pas y avoir d'engorgement ganglionnaire.

Mais il est noté que la malade avait un aspect fâcheux, alarmant, qu'elle maigrissait de jour en jour et qu'elle gardait le lit.

Observation XVII

(Göth. *Annales de gynécologie*, 1889.)

La malade dont l'âge n'est pas indiqué, a été vue pour la première fois en février. Elle a toujours joui d'une bonne santé et n'a pas eu d'enfant. Il y a deux ans, elle constata le développement, au niveau de la vulve, d'une tumeur qui ne causait ni gêne, ni souffrance. Göth constata une tumeur arrondie, à surface régulière, grosse comme le poing, de coloration bleu noir, non douloureuse à la pression mais ayant une tendance à saigner, et le siège à sa surface, d'ulcérations multiples, produites par la chute de l'épithélium. La masse était constituée par deux tumeurs, la supérieure plus grande et l'inférieure plus petite, qui pendaient à côté l'une de l'autre et paraissaient ne former qu'une seule masse quand la femme était couchée. La supérieure, développée aux dépens de la portion supérieure de la petite lèvre gauche, s'étendait au-dessus du prépuce du clitoris et au-dessous de la petite lèvre droite sur un certain trajet ; ses dimensions étaient 7 centimètres de long, 5 centimètres de large, 0,025 d'épaisseur. La nodosité plus petite paraissait émaner de la portion inférieure de la petite lèvre gauche.

En arrière, elle se prolongeait jusqu'au bord postérieur de la vulve où elle se terminait par une série de digitations. Les deux tumeurs étaient traversées par des fissures superficielles ; auxquelles elles devaient quelques inégalités de surface et un aspect lobulé. Elles comprimaient, écartaient l'urèthre de son axe normal et obstruaient l'orifice vaginal. Pas d'engorgement ganglionnaire. La malade était dans d'excellentes conditions.

Opération après anesthésie chloroformique. La masse supérieure, ayant été fortement attirée en haut et en avant, fut attaquée par transfixion avec un bistouri à pointe aiguë et excisée. Quant à la masse inférieure, elle fut enlevée après incision profonde, prolongée, jusque dans la paroi postérieure du vagin.

On s'appliqua à ne laisser aucune trace d'éléments de tissu douteux.

On obtint une cicatrisation parfaite en quatre semaines. Göth signale les particularités suivantes : *a*) l'évolution relativement bénigne du néoplasme ; *b*) l'absence d'infiltration des ganglions ; *c*) l'absence de récidive cinq mois après l'extirpation.

Observation XVIII

(Muller. *Annales de gynécologie*, 1889.)

Le chirurgien avait enlevé une tumeur de la grosseur d'un œuf d'oie, qui comprenait le clitoris. La femme était dans un état de faiblesse trop grande pour qu'on se fût risqué à extirper les ganglions inguinaux engorgés. Elle mourut 12 jours après l'opération. A l'autopsie, on trouva des sarcomes mélaniques dans le cerveau, les poumons, le péricarde, le foie, la rate, les seins, le cul-de-sac rétro-utérin, la vessie, les ligaments ronds, l'estomac, le jéjunum, la glande thyroïde, la trachée, les premières bronches, les ganglions mésentériques, rénaux, inguinaux. Il n'est pas certain que l'affection ait débuté par le clitoris.

Observation XIX

(Fischer. *Annales de gynécologie*, 1889.)

Femme âgée de 56 ans, qui fut examinée pour la première fois, le 22 avril 1870.

Cinq mois auparavant, était apparue, sur la grande lèvre gauche, une petite tuméfaction, qui s'accrut, acquit la grosseur d'une noix, s'ulcèra et donna lieu à des pertes de sang. Les ganglions gauches s'engorgèrent simultanément avec l'apparition de la tumeur. Celle-ci fut enlevée et la femme renvoyée, comme guérie, au bout de quatre semaines. Peu de semaines après, récidive, sous forme d'un nouveau néoplasme sur les grandes lèvres. Six mois après l'opération, les ganglions gauches s'ulcérèrent, la femme s'affaiblit de plus en plus et succomba. On accepta l'idée que la leucorrhée chronique avait pu jouer un certain rôle dans l'étiogie de l'affection.

Observation XX (Résumée)

(Terrillon. *Annales de gynécologie*, 1880.)

Femme âgée de 62 ans, entre le 28 avril 1885 à l'hôpital. Sur la face interne de la petite lèvre droite existe une petite tumeur de la grosseur d'une grosse noisette, dure, régulière, sans bosselures ni crevasses et absolument noire. Elle est mobilisable sur la petite lèvre, et a des prolongements. Tout autour de la tumeur, la muqueuse est noire et cette coloration existe sur la lèvre du côté opposé, se prolongeant dans le vagin dont elle occupe toute la muqueuse ainsi que sur le col de l'utérus. Pas de ganglions de l'aine. Point de douleurs spontanées, ni au palper. La tumeur semble augmenter un peu de volume pendant quelque temps.

Opération le 28 juin 1880. Excision au thermocautère ; pas d'hémorrhagie.

La plaie se cicatrice peu à peu, par seconde intention sans aucune espèce de complication. La malade sort le 25 juillet absolument guérie.

L'examen histologique montre qu'il s'agit d'un sarcome mélanique.

Dans les premiers jours de novembre, la malade qui a beaucoup maigri vient montrer une masse ganglionnaire, bosselée, qui occupe l'aine droite, du côté de la petite lèvre, siège de la tumeur primitive. A partir de ce moment, apparaissent des tumeurs multiples, qui se développent rapidement dans différents points du corps.

L'état général devient plus mauvais, la lésion mélanique a beaucoup progressé ; les grandes lèvres sont œdématiées. La cicatrice de la petite lèvre enlevée reste intacte, mais sur l'autre, on voit plusieurs petites tumeurs noirâtres saillantes.

L'orifice de l'urèthre est envahi. On trouve une masse noirâtre sur la face postérieure du vagin. La surface de cet organe est presque complètement noire ainsi que le col de l'utérus. Dans l'aine droite, se trouve une tuméfaction ganglionnaire volumineuse, comme le poing, bosselée et adhérente aux parties profondes. La peau à son niveau est intacte mais on voit à travers cette peau amincie, la coloration noire de la tumeur sous-jacente.

Dans l'aine gauche, on trouve quelques petits ganglions encore isolés et indurés.

Enfin, un ganglion assez volumineux existe dans le creux sus-claviculaire droit et dans la région du dos, une tumeur noirâtre, du volume d'une noix, existe dans la peau.

L'état général est mauvais, la malade a maigri, la face est bouffie, l'abdomen a augmenté de volume et est œdématié et sa circulation collatérale est augmentée. Mort le 6 mars suivant.

Observation XXI

(Launois. *Société anatomique*, 1883.)

Louise V..., âgée de 5 ans, est amenée le 1er mai 1882. Depuis longtemps, on a remarqué au niveau de sa vulve une tumeur qui augmente rapidement de volume depuis quelque temps. L'enfant ne se plaint pas, n'a jamais fait de maladies.

On constate au niveau de la région clitoridienne une masse molle, pédiculée à son extrémité inférieure. En haut, elle se continue avec la peau qui forme le capuchon du clitoris ; en bas, elle présente des mamelons séparés par des sillons assez profonds.

Grandes lèvres normales. Pas de ganglions inguinaux.

Opération le 6 mai avec l'écraseur linéaire. La plaie se cicatrise rapidement et l'enfant quitte l'hôpital le 13 mai à peu près complètement guérie.

Le 23 juin on la ramène : elle souffre beaucoup et à l'examen de la vulve, on constate une masse rougeâtre mesurant 6 centimètres en hauteur sur 3 centimètres en largeur.

La surface de cette tumeur est lisse et rouge. Pas de ganglions inguinaux.

Le 30 juin deuxième opération avec l'anse galvanique.

Le 25 septembre troisième ablation de la tumeur avec l'anse galvanique.

Le 4 octobre nouveaux bourgeonnements de la tumeur. On fait à sa base cinq incisions. L'affection continue à progresser.

15 novembre. — Toute la vulve et la région pubienne sont envahies. Les grandes lèvres sont transformées en masses lobulées, du volume d'une grosse noix.

Dans le pli inguinal gauche, hypertrophie considérable des ganglions. Incontinence d'urine et diarrhée. La petite malade dépérit de jour en jour, ne mange plus et maigrit considérablement. Elle meurt le 22 décembre.

L'examen histologique démontre la nature sarcomateuse de la tumeur.

Autopsie. — En écartant les lèvres de la vulve, on trouve un sillon profond au fond duquel il est impossible de retrouver l'orifice interne du canal de l'urèthre. La partie inférieure de la paroi abdominale est infiltrée dans toute son épaisseur.

La vessie est dure, rétractée. En l'incisant, on constate une dégénérescence de toutes les tuniques et principalement de la muqueuse. La cavité vésicale est remplie par une masse grisâtre et dure. Les ganglions iliaques et lombaires forment des masses volumineuses. Le foie et le poumon présentent quelques noyaux durs du volume d'un pois.

Observation XXII

(Mundé, *American Journal of obstétric.*)

Malade âgée de 54 ans, venue consulter pour une ulcération de la grande lèvre droite qui s'était développée depuis 6 mois. Les ganglions inguinaux n'étaient pas engorgés.

Le 30 janvier 1889, excision de toute la masse au bistouri.

Il fallut enlever aussi toute la portion de l'urèthre qui se trouve en avant du pubis.

La nature faite avec du catgut, il y eut réunion par première intention, excepté de la partie inférieure de la plaie qui se réunit par granulation. La malade quitta l'hôpital le 25 février. complètement guérie. Jusqu'à présent elle se porte bien.

L'examen microscopique démontra que la tumeur était un épithélioma.

Observation XXIII

(Jeanvrin. *American Journal of obstetric.*)

Femme non mariée, âgée de 50 ans. Il y a environ un an, elle s'était aperçue de l'existence d'une excroissance sur la grande lèvre gauche. Cette excroissance augmenta rapidement et devint douloureuse. La malade était irritable. A l'examen on constata que la tumeur englobait les grandes et petites lèvres, commençant à un point situé à environ un pouce de la commissure antérieure et entourant circulairement et symétriquement l'orifice vulvaire. Elle comprenait aussi à peu près deux pouces de la paroi postérieure du vagin. La tumeur était ulcérante et très maligne. La masse fut rapidement excisée avec des ciseaux. La dissection avait commencé à la partie supérieure de la grande lèvre, continuant de haut en bas puis rereprenant de bas en haut sur l'autre côté. Aussitôt que la tumeur eut été enlevée du côté gauche, la surface saignante fut cautérisée avec le thermocautère. On fit de même pour le côté droit. On appliqua trois ligatures et au bout de huit jours on eut une surface granuleuse d'apparence saine.

Observation XXIV

(Mayer, *Monats. fur Gebürts.* Berlin, 1868.)

Femme âgée de 64 ans, ayant eu deux grossesses. Depuis

2 ans, elle éprouvait dans la région du méat urinaire une démangeaison qui ne tarda pas à devenir plus vive et plus fréquente et qui dégénéra en sensations douloureuses.

A 64 ans, elle ressentait presque continuellement des douleurs lancinantes, très violentes. Ses forces diminuaient ; elle avait perdu l'appétit et maigrissait à vue d'œil. L'insomnie avait aigri son caractère et l'avait rendue fort irritable. Les ganglions inguinaux étaient pour la plupart enflammés et durs.

Quant à la vulve, les grandes lèvres indurées dans leur moitié supérieure étaient écartées l'une de l'autre. A la place du clitoris, on remarquait une ulcération à bords découpés à pic, inégale et de mauvaise couleur.

La région environnante était tuméfiée et indurée. Les petites lèvres étaient épaisses et dures. Dans celle de gauche se trouvait une tumeur saillante de la grosseur d'un haricot, ulcérée à la surface et sur laquelle on remarquait des couches d'épithélium blanches et calleuses.

L'orifice uréthral, fermé par un bourrelet durci, était visiblement rétréci. L'entrée du vagin était étroite et douloureuse ; l'utérus et le vagin étaient sains. La malade fut jugée inopérable. La généralisation fut lente et la mort survint après quelques mois par cachexie.

La petite lèvre droite présentait de profondes ulcérations aux arêtes vives et de même constitution que celle qui était située sur le clitoris.

M. Recklinghausen confirma la nature squirrheuse du néoplasme.

Observation XXV

(Mayer, *Monatssch. für Geburts*, Berlin, 1868.)

Malade, âgée de 60 ans, a vu se montrer sur les grandes et petites lèvres, ainsi que sur les parties voisines, des tumeurs rouges, saillantes, spongieuses, assez petites, au nombre de 8 à 10. Tout autour, la peau était saine. Ces néoplasmes avaient une tendance extraordinaire à saigner, et n'occasionnaient de légères douleurs que par intervalle. Puis amaigrissement, faiblesse extrême et troubles des fonctions digestives.

Les hémorragies furent arrêtées par le fer rouge, tout en détruisant en même temps tout le tissu qui entourait le point dégénéré.

Au microscope on vit que les tumeurs tendres et d'aspect moelleux étaient composées de cellules grosses, fusiformes pour la plupart, foncées, et renferment de gros noyaux et des corpuscules brillants. Une substance intercellulaire maigre, à fines cannelures et une partie vasculaire très développée, se montraient à la surface de la tumeur. Il y avait aussi de nombreux noyaux libres. La malade fut très affaiblie par l'opération. Quelques jours après les tumeurs avaient récidivé au même endroit et à côté et elles se développaient avec beaucoup de rapidité.

En outre l'état de la malade s'aggrava et elle mourut peu de temps après.

Observation XXVI

(Mayer, *Monatsschrift für Geburtskunde*, Berlin, 1868.)

Femme âgée de 64 ans, toujours bien portante. A 49 ans, métrorragies irrégulières. A 52 ans, ménopause en même temps qu'apparaissent un ulcère du pied, un abcès chronique du nez et une tendance à la diarrhée. A 62 ans, douleurs dans les organes génitaux externes.

Un an plus tard, apparaît au-dessus de l'urèthre une tumeur dure qui laissait écouler un liquide aqueux, fétide, avec fortes hémorrhagies et douleurs de plus en plus pénibles.

L'affection gagnait de plus en plus la vulve. En même temps, la malade présenta des troubles cérébraux, paralysie de tout le côté gauche du corps, troubles croissants de la sensibilité puis apparition sur toute les parties de la peau, de nombreuses nodosités dures qui augmentèrent rapidement de volume. On voyait à la vulve, entre les cuisses, une tumeur qui avait de 8 à 10 centimètres de diamètre vertical, 11 à 12 centimètres dans sa plus grande largeur et qui par son volume empêchait le rapprochement des deux cuisses. Les deux grandes lèvres, de couleur rouge bleuâtre, étaient largement écartées l'une de l'autre. La tumeur, qui dépassait un peu la commissure supérieure, présentait avec les grandes et petites lèvres, d'une couleur sale et couvertes d'un liquide purulent, l'aspect d'une surface cancéreuse et ulcérée. Des organes primitifs situés à l'endroit où se trouvait cette excroissance, il n'y avait comme unique modification, qu'une partie cylindrique placée au milieu de la partie supérieure de la tumeur. Recouverte d'une enveloppe de peau brillante, de quelques millimètres d'épaisseur, elle dépassait tout ce qui se trouvait autour. Elle avait 1/2 centimètre de long, autant de large et sa couleur était semblable à celle des grandes lèvres. L'enveloppe de peau, la forme et le lieu ne permettaient pas de douter qu'il ne s'agît là des dernières traces du clitoris déformé.

La partie inférieure libre du néoplasme s'étendait jusqu'à la commissure inférieure et revenait en arrière, de 2 à 3 centimètres, pour recouvrir les parties supérieures.

Au milieu et au-dessus de la commissure inférieure, le bord de la tumeur descendait à 1 ou 2 centimètres de moins que sur les côtés. Ainsi se forma une moitié de canal ouvert par le bas, à l'origine duquel on pouvait voir l'orifice de l'urèthre recouvert d'un bourrelet de muqueuse. Au dessous, on arrivait dans le vagin qui était complètement intact, de même que l'utérus. Au mont de Vénus, on pouvait sentir des glandes mobiles et dures.

La mort survint le lendemain de l'examen, avec élévation de température, faiblesse du pouls.

Observation XXVII

(Mayer, *Monatssch. für Geburtskunde*, 1868.)

Berlinoise de 70 ans, rhumatisante et goutteuse, qui avait des hémorrhagies abondantes des parties génitales après avoir progressé peu à peu. A l'examen on voyait : les grandes lèvres appliquées l'une contre l'autre, entre lesquelles apparaissaient les petites lèvres hypertrophiées. Les nymphes écartées, on apercevait deux tumeurs de la grosseur d'une cerise et situées à la face interne de la petite lèvre gauche. La plus haute, d'une coloration rouge écarlate, large de 0,08 centimètres, épaisse d'un à deux centimètres, pédiculée, montrait à sa partie supérieure une ulcération. La tumeur inférieure d'un centimètre de diamètre, avait une large base,était moins rouge et sa coloration s'harmonisait davantage avec celle de la muqueuse environnante.

Par leur pression, ces néoplasmes avaient érodé l'orifice uréthral et le vestibule. De plus, au-dessous de ces tumeurs, la grande et la petite lèvre droites offraient des pigmentations noirâtres assez volumineuses. La paroi vaginale était normale.

Les tumeurs furent enlevées et le tissu environnant détruit par le fer rouge. Au bout de quatre semaines, les blessures étaient complètement cicatrisées. Au bout de cinq mois, au niveau des cicatrices, se manifestèrent des récidives que l'on combattit avec les ciseaux et l'acide chromique mais qui ne tardèrent pas à reparaître.

Dans les dernières semaines de la vie, une tumeur, à croissance rapide, que l'on peut considérer comme une manifestation secondaire du sarcome, se développa dans la région inguinale.

La malade mourut subitement d'une attaque d'apoplexie, qui, semble-t-il, n'avait aucun rapport avec le sarcome.

L'examen des pièces pratiqué par Virchow démontr que l'on avait affaire à un sarcome verruqueux.

DEUXIÈME PARTIE

Définition et historique de la question.

Dans l'anatomie normale, on décrit la vulve comme formée extérieurement par le relief des deux grandes lèvres, entre lesquelles, plus profondément, la saillie des petites lèvres limite une étroite région triangulaire appelée vestibule, où le méat uréthral s'ouvre au-dessous du clitoris.

Nous aurons donc à décrire sous le nom de tumeurs malignes primitives de la vulve, les tumeurs de ces différents organes qui ont tous pour caractère commun d'être revêtus d'un épithélium pavimenteux stratifié. Par cet épithélium, ils pourront donner naissance à des épithéliomas également pavimenteux stratifiés ; par leur tissu conjonctif de soutien, ils pourront être le siège de sarcomes qu'il nous faudra également étudier.

Par cette définition, nous éliminons, bien qu'appartenant aussi à la région, les cancers de la glande de Bartholin qui sont des épithéliomas cylindriques.

Jusqu'en ces dernières années, on ne trouve dans la

littérature, concernant cette question, que des observations isolées, auxquelles manque le contrôle histologique et qui ne parlent pas d'intervention chirurgicale.

C'est Zweifel qui publie la première revue d'ensemble sur la question dans un article de la *Deutsche Chirurgie*, 1886. Puis vient la thèse de Sassy (1) qui relate cinquante cas environ de cancer de la vulve, dont quelques-uns seulement ont été opérés. Depuis cette époque, deux thèses fondamentales ont été publiées en Allemagne, une de Franke (2), l'autre de Schwartze (3). Celle de Schwartze repose sur vingt-cinq faits, tous avec examen histologique, tous opérés, tous suivis longtemps après l'intervention. Celle de Franke, pourtant plus récente, fournit, il est vrai, à la science, le nombre imposant de vingt observations personnelles, très complètes au point de vue clinique et histologique, mais aucune de ses opérées n'a été suivie plus de deux mois. Telle est d'ailleurs la grosse lacune qu'on retrouve dans la majorité des observations isolées, parues depuis, publiées trop tôt, dans lesquelles on se hâte de relater un succès thérapeutique pourtant incertain.

(1) Thèse de Sassy, Montpellier, 1891.
(2) Franke. Thèse de Berlin, 1898.
(3) Schwartze. Thèse de Berlin, 1893.

Étiologie.

Le cancer de la vulve est une affection très rare ; — pour en donner une idée, tous les auteurs ont pris comme terme de comparaison le cancer de l'utérus et tous donnent une proportion de 1 cancer de la vulve pour 35 ou 40 cas de cancer utérin.

Cette affection se voit surtout chez les femmes âgées de 40 à 60 ans ; et cependant, comme pour tous les cancers, on cite, à titre de curiosités, les cas exceptionnels où l'on a vu se développer un cancer de la vulve chez des femmes de 31 ans (von West), 30 ans (Schwartze), 29 ans (Priestley), et même chez une fillette de 5 ans (Launois).

Des causes du cancer de la vulve, on ne sait rien ou presque rien ; comme toujours, on a invoqué l'influence des inflammations antérieures, du traumatisme (cas de von West). Un seul point mérite que l'on s'y arrête, ce sont les rapports du cancer de la vulve avec la leuco-

(1) Reclus, in Thèse Bex. Paris, 1887.

plasie vulvaire : on a vu bien des fois le cancer de la vulve coïncider avec des plaques de leucoplasie, ; Mayer, Schwartze, Monod (1) ont même pu constater, chacun une fois, d'une façon nette, le développement d'un cancer sur une plaque de leucoplasie. Cliniquement donc, il paraît incontestable que la leucoplasie vulvaire, comme la leucoplasie linguale, prédispose au cancer.

Picheon et Petit (2) ont même voulu aller plus loin : sur des plaques âgées, de leucoplasie, au sein même des éléments hyperkératinisés, ils virent se développer des boyaux épithéliaux, paraissant n'avoir aucune relation avec les cellules de la couche de Malpighi.

A la même époque, M. le professeur agrégé Le Dentu (3) trouvait également, à l'examen d'une plaque de leucoplasie linguale, un globe épidermique entre les cellules hyperkératinisées, au-dessus de la membrane basale encore intacte. Et ces auteurs concluent en disant que, si des examens ultérieurs confirment cette disposition, on pourrait considérer la dégénérescence épithéliomateuse comme un mode possible de transformation *in situ* des cellules épithéliales déjà hyperkératinisées, un stade ultime dans l'évolution de ces éléments, et non plus comme une lésion surajoutée développée dans d'autres éléments, les cellules de Malpighi où l'on localise en général, l'origine de la néoformation épithéliale.

(1) Monod, Congrès de Gynécologie de Bordeaux.
(2) *Semaine Gynécologique*, 1896.
(3) *Revue de Chirurgie*, 1896.

Quel que soit l'avenir de cette théorie, elle ne donne pas d'ailleurs la solution du problème de l'étiologie du cancer de la vulve, car les causes immédiates de la leucoplasie sont encore inconnues.

Anatomie pathologique

Le cancer de la vulve débute en général, dans le sillon vertical qui sépare la face interne de la grande lèvre de la face externe de la petite lèvre correspondante, dans sa moitié inférieure surtout, non loin de la fourchette.

Les observations de cancer primitif de la face externe, cutanée, des grandes lèvres, sont exceptionnelles, soit que le fait soit réellement rare, soit que les cas, jugés peu intéressants, n'aient pas été publiés.

Rares aussi sont les cancers à début clitoridien. La thèse de Louradour (1) qui est consacrée uniquement à ce sujet en rapporte 11 cas ; mais parmi ces cas, plusieurs ont été observés pour la première fois à une période tardive, lorsque les petites lèvres et le clitoris étaient déjà pris et où l'on ne pouvait plus légitimement affirmer quelle avait été la localisation primitive.

En retranchant ces cas, il n'en reste plus que 6 bien

(1) Louradour Thèse de Bordeaux, 1894.

authentiques, auxquels il faut ajouter les cas isolés qui ont été publiés depuis : un cas de Barnsby (1), un cas de Franke, un cas de Lipinski (2), un cas de Rœter (3), enfin un cas de Morestin (4), ce qui porte à onze le total des cas de cancer primitif du clitoris actuellement connus.

Histologiquement, les tumeurs de la vulve sont presque toujours (13/15) des épithéliomas pavimenteux stratifiés. Dans la majorité des cas, les boyaux cellulaires sont monoliformes et au niveau de chaque renflement les cellules ont subi l'évolution cornée et se sont imbriquées ; il y a formation de globes épidermiques ; c'est donc l'épithélioma pavimenteux lobulé qui est le plus fréquent, l'épithélioma tubulé, à boyaux cylindriques et largement anastomosés est beaucoup plus rare.

Dans ces différentes variétés, les boyaux épithéliaux présentent la structure caractéristique : cellules péripheriques hautes, cylindriques, cellules centrales polyédriques, dentelées, engrenées réciproquement par leurs bords et ne subissant l'évolution cornée que dans les épithéliomas lobulés.

Ces cellules épithéliales auraient pour Sassy une tendance marquée à la dégénérescence colloïde. Le tissu conjonctif de soutien est formé par du tissu adulte, quelquefois muqueux, semé de traînées de cellules rondes, embryonnaires, quand la tumeur est ulcérée et a été le siège d'infections secondaires.

(1) Barnsby. Société anatomique, 1898.
(2) Lipinski. J. akust-i jensk. Saint-Pétersbourg, 1897.
(3) Rœter. *Dentsche médicinische. Wochenschrift*, 1894.
(4) Morestin. Société anatomique, 1900

Quel que soit d'ailleurs le groupement histologique des cellules, macroscopiquement, l'épithélioma de la vulve, se présente sous deux aspects : l'aspect encéphaloïde quand le développement épithélial est considérable dans une trame conjonctive mince, ou bien l'aspect squirrhe dans lequel un tissu conjonctif très abondant étouffe de rares cellules épithéliales.

Très rarement (2 fois sur 15) les tumeurs de la vulve sont des sarcomes. Ces sarcomes sont quelquefois secondaires ; dans un cas de Glantenay et Lardennois (1), dans un autre de Franke, il se serait agi d'angiomes dont le tissu conjonctif péricapillaire serait devenu sarcomateux. Ne serait-ce pas plutôt alors des sarcomes angioplastiques primitifs dont les vaisseaux seraient très dilatés ? Tel est d'ailleurs l'avis émis par le professeur Cornil au sujet d'une pièce analogue présentée par M. Alglave (2). Kirckhoff (3) cite un cas qui paraît authentique, de fibrome de la petite lèvre droite survenu chez une jeune fille de dix-huit ans et ayant subi partiellement l'évolution sarcomateuse.

Mais presque toujours le sarcome de la vulve est primitif. Il est alors globo-cellulaire, fuso-cellulaire ou mélanique. C'est ce dernier qui paraît le plus fréquent. On en connaît 15 cas à l'heure actuelle. Cela n'est pas fait pour étonner, la peau de la région vulvaire est en effet normalement pigmentée et l'on sait aujourd'hui que le pigment qui infiltre les cellules du sarcome mélani-

(1) Glantenay et Lardennois. Soc. anatomique, 1898.
(2) Alglave. Société anatomique, 1898.
(3) Kirchkoff *Centralblatt für Gynækologie* Leipzick 1893.

que est identique au pigment que sécrètent les cellules appelées chromoblastes qui occupent les couches superficielles du derme des régions normalement pigmentées. On s'explique donc que ces cellules puissent en proliférant, donner naissance à des sarcomes mélaniques dans la région vulvaire, comme elles le font dans le globe oculaire, au niveau de la choroïde, dans la région thoracique, au niveau de l'aréole du mamelon.

L'extension de toutes ces tumeurs malignes se fait progressivement par prolifération des éléments néoplasiques qui envahissent les tissus sains.

Les métastases se font, pour l'épithélioma, par le système lymphatique d'abord et ce sont les ganglions superficiels de l'aine qui marquent la première étape de généralisation : puis le système lymphatique déverse les cellules cancéreuses dans le système veineux et alors commence l'étape de généralisation viscérale.

Les sarcomes globo ou fuso-cellulaires se généralisent d'emblée par le système sanguin et vont infecter les organes viscéraux.

Au contraire le sarcome mélanique envoie ses embolies cellulaires d'abord dans le système lymphatique et infecte les différents groupes ganglionnaires avant les viscères, fait qui, d'ailleurs, avait déjà été signalé pour le sarcome mélanique des autres légions.

Symptomatologie.

Le cancer de la vulve a une symptomatologie très uniforme dont on retrouve les principaux traits à la lecture de presque toutes les observations.

Symptômes fonctionnels : Le premier en date est le prurit qui est toujours noté par les malades. C'est un prurit surtout nocturne, augmenté par la chaleur du lit. Il est rarement douloureux, aussi les malades n'y prêtent-elles qu'une médiocre attention jusqu'au jour où, en se grattant, elles excorient la surface de la tumeur et provoquent une très légère hémorrhagie ; c'est le premier symptôme un peu alarmant, c'est le premier qui les décide à venir consulter le médecin.

Dans d'autres cas, l'hémorrhagie a été insignifiante (quelques gouttes de sang seulement ont teinté le linge), la malade attend encore et l'ulcération alors confirmée se révèle par des signes plus sérieux.

C'est d'abord un suintement permanent d'un liquide à peine rosé, peu abondant, qui s'écoule sur la face interne des cuisses et finit par déterminer des excoriations plus ou moins douloureuses. Contrairement aux sécrétions du cancer utérin qui stagnent dans une cavité étroite, les sécrétions du cancer de la vulve, expulsées immédiatement au dehors, sont peu fétides.

La marche provoque des élancements par suite des frottements qui s'exercent entre la surface ulcérée et la lèvre du côté opposé.

Les rapports sexuels sont douloureux, déterminent parfois un spasme réflexe, du vaginisme ; il se fait à leur occasion, de nouvelles hémorrhagies.

Enfin les mictions, surtout à la fin, provoquent des cuissons parfois très pénibles, par suite du contact de l'urine avec la surface ulcérée.

Ce n'est qu'à une période plus tardive, et encore cela n'est-il noté que dans quelques observations, qu'on voit apparaître, en dehors de tout mouvement et de toute cause irritante extérieure, des douleurs spontanées qui peuvent s'irradier en ceinture jusque dans la région lombaire, ou descendre le long des cuisses. — Tels sont les symptômes fonctionnels que racontent les malades quand elles se présentent au chirurgien ; à ce moment l'état général est assez souvent bien conservé.

A l'examen de la région malade, on observe les lésions suivantes : A la première période, avant l'ulcération, on voit seulement une petite saillie, un bouton ; la muqueuse qui le recouvre a une teinte livide. elle est adhérente sur la tumeur, la tumeur elle-même est assez dure, parfois ligneuse ; en palpant avec soin on sent qu'elle à une base élargie, qu'elle est plus étendue qu'on ne le croyait tout d'abord.

A la période d'ulcération, on peut voir différents aspects : l'ulcération peut être plate, à fond granuleux, bourgeonnant, couverte à peine d'un léger exsudat. Plus souvent, elle est anfractueuse, profonde, remplie de détritus grisâtres. Quelle que soit sa forme, la paroi du fond se continue directement avec les bords qui ne sont donc pas décollés mais au contraire sont saillants, en bourrelet et indurés.

A cette période encore plus peut-être qu'à la précédente, il est capital d'explorer la tumeur entre le pouce et l'index, afin de constater son étendue en largeur, en profondeur, et sa mobilité. Celle-ci est conservée assez longtemps : la tumeur en effet, repose sur des parties molles qui même adhérant à sa face profonde se meuvent avec elle : ce n'est que lorsqu'elle s'étend jusqu'aux branches ischio-pubiennes, c'est-à-dire à une époque très tardive de la maladie, que la tumeur reste fixée et immobilisable.

Si l'ulcération cancéreuse n'est pas extirpée par le chirurgien, elle continue à évoluer et à s'étendre.

Sur place, elle envahit peu à peu les régions voisines suivant un ordre qui est sensiblement toujours le même : elle gagne d'abord la commissure inférieure ou supérieure de la vulve, puis les lèvres de l'autre côté, entourant ainsi la vulve d'un fer à cheval, puis d'un anneau complet qui ferme l'entrée du vagin. Ce n'est que plus tard et plus rarement, que la tumeur envahit soit profondément le vagin, soit extérieurement la face cutanée des grandes lèvres puis la racine des cuisses ; il semble donc que la différence de structure, entre l'épithélium de la vulve d'une part, l'épithélium de la peau, de la muqueuse vaginale d'autre part, retarde l'envahissement de ces régions.

Profondément, la tumeur finit par adhérer puis par se propager aux branches ischiopubiennes et à la face antérieure du pubis.

Avant cette période, tout à fait terminale, mais assez tardivement néanmoins, les ganglions superficiels de l'aine se tuméfient, d'abord du côté correspondant au siège initial de la tumeur puis des deux côtés. Ils ont tous les caractères des ganglions cancéreux : d'abord petits, durs, mobiles, ils grossissent ensuite, adhèrent aux plans profonds et à la peau, s'ulcèrent pour leur propre compte, et peuvent dans certains cas demeurer le siège d'écoulements plus abondants et de douleurs plus intenses que la tumeur initiale. Après les ganglions superficiels du pli de l'aine, se prennent les ganglions profonds puis les ganglions de la fosse iliaque et l'on sent à travers la paroi abdominale, au-dessus de l'arcade de Fallope, leur masse bosselée, dure, adhérente.

L'état général de la malade dépérit alors rapidement, elle maigrit, ne mange plus, perd ses forces et finit par mourir cachectique. Il est exceptionnel de constater des métastases dans les organes viscéraux.

Tel est le tableau clinique d'ensemble de la maladie. Il mérite d'être précisé pour certaines formes.

Le cancer de face externe des grandes lèvres a pendant longtemps une symptomatologie peu accentuée.

Le prurit n'existe pas, ou est peu intense, l'ulcération survient tardivement. Par contre, par suite du siège même de la tumeur, on est à même d'observer les signes physiques d'assez bonne heure et de pouvoir faire une intervention précoce.

Quand le cancer est localisé au clitoris, il siège en général sur la partie découverte du gland ; ensuite il s'infiltre dans la gaine préputiale et le capuchon œdématié, puis induré, forme une sorte de cylindre volumineux à paroi encore lisse qui surmonte la surface ulcérée du gland.

Le cancer localisé à la périphérie du méat uréthral, provoque, de bonne heure, des troubles de la miction ; non pas qu'il y ait plus particulièrement dans ces cas, des douleurs en urinant, car ces douleurs existent dans toutes les variétés de cancer de la vulve, pourvu qu'il y ait une surface ulcérée, mais il détermine de l'incontinence d'urine (Picqué) suivant tous les modes, parfois des crises passagères de rétention par spasme réflexe du sphincter uréthral.

Ce cancer entoure d'un anneau complet l'urèthre, le déforme au point qu'on ne puisse plus le reconnaître au fond de l'ulcération, puis tend à remonter le long de l'urèthre jusqu'au fond de la vessie.

Le sarcome de la vulve se présente cliniquement avec plusieurs signes qui permettent de le différencier nettement de l'épithélioma de la vulve. Il existe en général plusieurs tumeurs nettement isolées, de volume très inégal.

Ces tumeurs arrivent à acquérir un plus grand développement que l'épithélioma.

Elles atteignent souvent le volume d'un œuf, ou même

d'une tête de fœtus à terme, elles sont arrondies, bosselées, parfois kystiques, s'ulcèrent tardivement et lorsqu'elles sont ulcérées, on constate que les bords de l'ulcération, légèrement décollés, laissent passer les masses sarcomateuses mais ne sont pas eux-mêmes envahis par le processus néoplasique.

Enfin dans le cours de leur évolution, elles provoquent, au moins une fois et souvent plusieurs fois, d'importantes hémorrhagies.

Le sarcome mélanique participe à ces caractères généraux des sarcomes mais en outre, il présente certaines particularités qu'il faut mettre en relief :

Il débute souvent sur un petit nœvus pigmentaire ; la période de transformation est longue, insidieuse, on en saisit mal les divers stades. Quand il est bien développé, il apparaît sous la forme d'une tumeur bleuâtre dont on devine la couleur par transparence sous la muqueuse. Plus tard, il s'ulcère et paraît implanté sur elle comme une truffe.

Dans presque toutes les observations, on signale à côté de la tumeur ou des tumeurs mélaniques, sur la muqueuse de la vulve, sur la muqueuse du vagin, ou même dans un cas, sur le col de l'utérus, des taches noirâtres ou bleuâtres, qui ne forment pas relief et qui ne sont pas de petites tumeurs mélaniques mais qui paraissent être dues à des infiltrations sous épithéliales du même pigment qui remplit les cellules des sarcomes ; ces taches augmentent et se multiplient rapidement et on peut juger, déjà d'après cela, de la diffusion et de l'intensité du processus.

De fait, opérées, ces tumeurs récidivent à bref délai, moins pigmentées que la première fois, parfois apigmentées, puis elles se généralisent rapidement, d'abord dans les ganglions et jusque dans les ganglions des membres supérieurs (sus-épitrochléen), puis dans les organes viscéraux.

Diagnostic.

Le cancer de la vulve est presque toujours facile à reconnaître et l'on ne voit guère, à la lecture des observations, qu'il se soit commis de fréquentes erreurs de diagnostic. C'est qu'en effet, les autres lésions chroniques hypertrophiantes ou ulcéreuses de la vulve s'en différencient par des caractères assez nets que nous allons brièvement rappeler.

Les végétations vulvaires, même lorsqu'elles forment des amas fissurés avec retentissement ganglionnaire, se reconnaissent à leur multiplicité, à leur tendance à se pédiculiser ; de plus elles sont molles, flexibles et ne présentent jamais l'induration du cancer.

Les tumeurs solides, bénignes, des grandes lèvres sont recouvertes par une peau saine et sont mobiles sur elle et sur les plans profonds. On peut concevoir, il est vrai, que les sarcômes se présentent dans cette région avec les mêmes symptômes, au moins à la première période ; mais nous ne nous rappelons pas avoir trouvé une seule observation de sarcôme non mélanique des grandes lèvres, les tumeurs solides bénignes de la région vestibulaire sont extrêmement rares.

Ce n'est guère que par le microscope qu'on pourra distinguer le fibrome du sarcôme au début.

Les tumeurs polypoïdes du méat urinaire ont un aspect bien caractéristique : petites, rougeâtres, vascularisées, molles, elles s'insèrent par un pédicule plus ou moins élargi sur la muqueuse de l'urèthre.

Quant à l'hypertrophie en masse, non néoplasique, du clitoris, c'est une hypertrophie régulière, de consistance uniforme; la surface de l'organe est lisse.

Les lésions ulcéreuses de la région sont également faciles à reconnaître.

L'ulcère tuberculeux est très rare ; on n'en connaît qu'un cas de Deschamps qui lui assigne les caractères suivants : ses bords sont décollés, bleuâtres, non indurés, le fond de l'ulcération est tapissé de granulations miliaires.

Le chancre simple n'est pas induré ; la surface de l'ulcération est recouverte d'une sécrétion franchement purulente. L'adénite inguinale qui l'accompagne est douloureuse. Il se multiplie parfois sur place et guérit complètement en quatre à six semaines.

Le chancre syphilitique a, comme le cancer, une base indurée, mais l'ulcération a une forme régulièrement arrondie, il n'y a pas de prurit.

Les syphilides papulo-érosives ou papulo-hypertrophiques sont essentiellement multiples, ont un contour nettement circulaire, ne déterminent pas de prurit et s'améliorent rapidement par le traitement.

Les ulcères syphilitiques tertiaires sont rares, présentent un fond bourbillonneux, gommeux et coexistent avec d'autres manifestations tertiaires.

Le diagnostic ne peut guère être hésitant que dans deux cas; mais alors il peut devenir très difficile et même impossible.

On voit quelquefois certains kystes ou abcès de la glande vulvo-vaginale s'ouvrir largement à l'extérieur, les bords de l'ulcération s'enflammer chroniquement, s'indurer légèrement. Le doute est d'autant plus difficile à lever que, parfois, ces indurations se transforment en cancer.

Il sera difficile encore de saisir le moment où une plaque leucoplasique subit la dégénérescence cancéreuse; il faudra se méfier quand elle se fendille, se fissure, laisse écouler quelques gouttes de sang et commence à s'indurer.

Faut-il faire le diagnostic avec l'esthiomène de la vulve, maintenant qu'il est admis que cette affection, caractérisée uniquement par des alternatives de destruction de la plaque indurée et de réparation par cicatrisation sur les bords, n'est pas une affection univoque mais est tantôt d'origine cancéreuse, tantôt d'origine tuberculeuse.

Pronostic.

Il est extrêmement difficile de dire quelle est la durée moyenne d'évolution du cancer de la vulve. Toute la première période échappe à l'observation et le prurit vulvaire est un phénomène trop banal pour qu'on ait le droit de faire remonter à son apparition la date de début du cancer.

Aussi, en conscience, ne peut-on estimer la durée de la période qui précède le premier examen ; il peut se glisser dans cette appréciation des erreurs de six mois, d'un an même. On ne peut raisonner avec certitude que sur la survie obtenue après l'opération. Or nous n'avons à notre disposition, pour faire cette étude, que 43 cas, dans lesquels les malades avaient été opérées d'une tumeur constatée cancéreuse au microscope et qui aient été revues longtemps après.

Ces 43 cas se répartissent ainsi : 21 publiés dans la thèse de Schwartze, 19 isolés, les 3 nôtres.

1° Sur ces 43 cas, ont été opérés une fois et n'ont pas encore de récidive :

9 ans après l'opération.....	1 cas	Schrœder
5 ans..................	4 —	2 de Veit 1 de Schwartze 1 de Martin
4 ans.....................	3 —	de Schwartze
3 ans 1/2.................	1 —	Polaillon
2 ans.....................	2 —	1 Schwartze 1 Lipinski
6 mois......	1 —	Schwartze
3 mois....................	1 —	Schwartze

Donc sur 43 cas, 11 ont dépassé 2 ans après l'intervention sans avoir de récidive. Les deux derniers cas (six mois, trois mois) sont trop récents pour qu'on en tienne compte.

2° Malades ayant récidivé mais ayant été réopérées et mortes d'une affection intercurrente :

2 cas. Mort 4 ans 1/2 après la première intervention (Schwartze).

3° Malades ayant récidivé mais ayant été réopérées et vivant encore :

4 ans après la 1re intervention..	1 cas	Schwartze
3 ans.......................	1 —	
2 ans 4 mois................	1 —	

4° Malades ayant récidivé et étant mortes de leurs récidive — opérées une ou plusieur fois.

Mortes 10 ans après 1re interv.	1 cas	Schwartze
— 4 ans 8 mois.........	1 —	
— 4 ans................	2 —	
— 3 ans 4 mois.........	1 —	Schwartze
— 2 ans 9 mois.........		Schwartze

—	2 ans 4 mois.........	Schwartze
—	2 ans................	Schwartze
—	2 ans................	Gœnner
—	18 mois..............	Gœnner
—	14 mois..............	Priestley
—	1 à 6 mois...........	Sassy
—	1 an.................	Mirigoyen
—	1 an.................	Louradour
—	11 mois..............	Schwartze
—	9 mois...............	Sassy
—	7 mois...............	Jacob
—	6 mois...............	Gérard Marchant
—	6 mois...............	Gérard Marchant
—	6 mois...............	Ozenne
—	6 mois...............	Franke
—	6 mois...............	Franke
—	6 mois...............	Louradour
—	5 mois...............	Schwartze
—	5 mois...............	Louradour
—	3 mois...............	Louradour

Donc 14 cas sur 43 ne fournissent une survie que de trois mois à un an.

La statistique pour le sarcome mélanique est encore plus mauvaise. Elle ne porte que sur 9 cas :

Pas de récidive après 3 ans...		Taylor
Mort après 4 ans............		Taylor
—	2 ans 4 mois......	Fergusson
—	10 mois...........	Blumecke
—	9 mois...........	Terrillon
—	6 mois...........	Precott
—	5 mois...........	Mœkel
—	quelques semaines.	Muller et Firscher

C'est-à-dire que sur 9, 6 sont morts moins d'un an après leur opération.

Le sarcome mélanique est donc, à la vulve comme dans les autres régions, la plus grave des tumeurs malignes.

Par contre l'épithélioma de la face externe des grandes lèvres, comme les cancroïdes de la peau, paraît avoir une évolution particulièrement lente.

Si, dans l'ensemble, le pronostic est mauvais, peut-on dans un cas donné, formuler un pronostic moins général ? En partie oui. — Si la période de début a été longue on peut espérer que la tumeur a un faible pouvoir d'envahissement qu'elle conservera. Mais la durée de cette période, comme nous l'avons vu, est très difficile à évaluer. Aussi, l'examen histologique de la pièce après l'ablation donne-t-il des renseignements plus précieux.

Si les boyaux épithéliaux sont en petit nombre et le tissu conjonctif dense et fibreux, si les cellules épithéliales ont une tendance marquée à subir l'évolution cornée, si elles présentent peu ou pas de figures de caryokinèse, enfin si surtout, en aucun point de la tumeur on n'arrive à déceler des dépôts abondants de glycogène dans les cellules, on peut conclure que la tumeur est relativement peu maligne et aura peu de tendance à récidiver.

Traitement et Conclusions.

Un seul traitement s'impose, c'est l'ablation la plus large, la plus précoce possible du foyer local.

Mais est-ce suffisant ? et ne doit-on pas en outre faire l'ablation systématique des ganglions de l'aine avec leurs troncs lymphatiques, comme on fait l'ablation systématique des ganglions de l'aisselle dans le cancer du sein ?

C'est cette idée déjà émise dans la thèse de Franke, qu'il nous reste maintenant à étudier.

Cliniquement, les ganglions de l'aine ne sont envahis que tardivement, et en prenant en bloc toutes les observations, on constate que l'hypertrophie ganglionnaire n'est signalée qu'une fois sur deux environ. Et même, tous les ganglions hypertrophiés ne sont pas nécessairement des ganglions cancéreux.

Dans tous les cas signalés par Schwartze, sur 11 ganglions considérés cliniquement comme cancéreux, 6 ne présentaient au microscope que des lésions inflammatoires banales.

M. Morestin a présenté à la Société anatomique un fait analogue. Mais s'il est vrai que les ganglions qui semblent pris cliniquement ne sont pas cancéreux en réalité, inversement, des ganglions qui paraissent peu ou pas hypertrophiés peuvent être déjà le siège d'embolies cancéreuses microscopiques.

Ce fait a été vérifié par MM. Soupault et Labbé pour les ganglions sus-claviculaires symptomatiques de cancers viscéraux ; nous ne pensons pas qu'il l'ait été pour le cancer de la vulve.

Mais une observation fort instructive apportée par Schwartze se charge de le démontrer indirectement. Il s'agit d'une malade à laquelle on extirpa un cancer de la vulve sans toucher aux ganglions qui paraissaient sains ; — cinq mois après, la malade revient avec une récidive ganglionnaire, sans récidive locale (1).

Dans beaucoup d'autres cas, la récidive se fait simultanément dans les ganglions et au niveau du foyer primitif.

Il semble donc logique de penser qu'en enlevant en même temps, cancer de la vulve et ganglions, on diminuerait les chances de récidives.

Quant aux procédés opératoires, ils sont peu variés. L'ablation doit-être faite le plus largement possible.

Si le mal est très limité on est autorisé à pratiquer l'anesthésie locale, avec le chlorure d'éthyle ou la cocaïne.

(1) On trouve encore dans la thèse de Schwartze, deux faits tout à fait analogues ; il ne parle que de la récidive ganglionnaire, mais il ne dit pas formellement qu'il n'y avait pas de récidive locale.

Mais dans tous les autres cas, il faut avoir recours à l'anesthésie générale ; en effet, on est souvent gêné par l'hémorrhagie.

L'emploi du thermocautère a été préconisé pour éviter cette hémorrhagie mais elle se reproduit quand même, un peu moins forte, il est vrai.

C'est donc du bistouri qu'on se servira de préférence ; si l'hémorrhagie est abondante, ce qui arrive quand le cancer est développée dans la profondeur ou a empiété sur le vagin, on l'arrêtera facilement en tamponnant d'abord, puis en rapprochant avec du gros catgut les surfaces cruentées.

On pourra enfin, quand il y aura une large perte de substance, avoir besoin pour cette suture d'une aiguille forte et très courbée ; l'aiguille d'Emmet pourra rendre alors de grands services.

INDEX BIBLIOGRAPHIQUE

American Journal of obstetric, 1887, 1889.

Annales de gynécologie, 1889, t. I et II.

ARNOTT. — *Trans, patholog. Society of London*, 1871.

Bristish medical Journal, 1889.

BEX. — *Thèse*, Paris, 1887. Leucoplasie et cancroïdes de la muqueuse vulvo-vaginale.

BILLROTH. — *Pathol. chirurg. gener.* (Traduct. franc. 1868).

BOIVIN (Mme) et DUGÈS. — *Traité pratique des maladies de l'utérus et ses annexes.*

British Ginecological Journal, nov. 1889.

Bulletin de la Soc. anatomique de Lille, 1888-89.

CHURCHILL. — *Traité pratique des maladies des femmes.*

MOLLIÈRE. — Leçons cliniques à l'Hôtel-Dieu de Lyon, 1888.

DAURIAT. — *Thèse*, Paris. 1885. Cancer primitif de la région clitoridienne.

DECIO. — *Annal. di ostetri.* Milano, 1890.

DESCHAMPS. — 1885. *Archives de tocologie.*

DURAND. — Sur l'épithélioma pavimenteux des cicatrices. *Thèse*, Paris, 1888.

BROCA. — *Traité des tumeurs.*

DUPLAY et FOLLIN. — *Pathologie externe.*

FISCHER. — *Deutsch zeits. f. chirurg.* 1880-81.

Gazette de gynécologie, 1888.

Geth. — Pigment. Sarkom der aüsseren Genitalien (*Centralblatt. f.gynecol.*, 1881).

Girolamo Mirto.— *Sicil. medic.*, 1891, n° 7.

Hebra. — *Traité des maladies de la peau.*

Hœckel. — Ueber melanotische Geschwulste der Weiblichen Genitalien. (*Arch. f. Gynak.*)

Huguier. — *Mémoires de l'Acad. nation. de médecine*, 1849.

John Hopkins. — Myxosarcoma of the clitoris. (*Hosp. sep. balt.* 1890.

Kustner. — Zur Pathologie und Therapie der Vulvocarcinoms, *Zeittch. f. Geburtshülfe und Gynec.*, 1882.

Lafleur. — *Montreal Medic. Journ.*, 1888-1889.

Lahaye. — Cancer primitif du vestibule de la vulve. *Thèse*, Paris, 1887.

Lancet (*The*), 1861.

Lebert. — *Traité des maladies cancéreuses.*

Maurel. — *Thèse*, Paris, 1888. De l'épithelioma vulvaire.

Münchey. — *Med. Wochens.*, 1890.

New-York Med. Journ., 1888.

Pitha et Billroth. — *Encyclopédie.* Art. vulve.

Plicque. — *Gazette des hôpitaux*, juin 1889.

Rondot. — *Gazette hebd. de méd. et chirurg.*, 1875.

Schrœder. — *Mal. des organes gén. de la femme*,

Shumpf. — *Münchener med. Woch*, oct. 1890.

Verneuil. — Etude sur les tumeurs de la peau. *Arch. de med.*

Virchow. — *Berlin. Klin. Woch.*, 1889.

Sassy. — *Thèse*, Montpellier. Tumeurs de la vulve, 1891.

Vyslonteh. — Un cas de cancroïde des organes génitaux de la femme. *Med. pribar. K. marck*, St-Pétersbourg, 1892.

Tippakoff, — *Cancer de la vulve*, St-Pétersbourg, 1892.

Syme. — *Epithélioma de la vulve et du vagin.* Melbourne, 1892.

Eichkolz. — Un cas rare de cancer de la vulve. *Frauenarzt Berlin*, 1892. Carcinome des petites lèvres. *Iahres über die chir. abtheil. des spital. zur Basel*, 1891-92.

Adam. — Deux cas de cancer de la vulve. *M. J*,, Melbourne, 1892.

Louradour. — *Thèse*, Bordeaux, 1894. Cancer primitif du clitoris.

Schwarze. — Sur les résultats des opérations radicales du cancer de la vulve et du vagin. Berlin. *Thèse*, 93.

Kirchkoff. — Une tumeur des petites lèvres. *Centralbalt für Gynäk.*, Leipsig, 1894.

Leeck. — Epithélioma primitif du clitoris. *British und London*, 1894, vol. i.

Currier. — Tumeur de la vulve. *N.-York. J. Gynœc Obstetr.*, 1894, iv, 449-451.

Gazette hôpitaux de Toulouse. — Epithélioma primitif du clitoris, 1894.

Rauth. — Affections de la vulve. *Clin. J. London*, 1894-95.

Hart. — Epithélioma de la vulve. *The pract. London*, février, 1895.

Dobberl. — *J. Akush-ijensk Tolicz*, St-Pétersbourg, 1897, xi.

Synyly. — Maladies de la vulve. *Syst. Gynecol. Lond. N.-Y.* 1896-372.

Lipinski. — Saint-Pétersbourg, 1897. *Cancroïde du clitoris.*

Morelle. — Epithélioma de la vulve. *Gaz. gynécologie*, Paris, 1897.

Lovritch. — Carcinome du clitoris. *Centralblatt f. Gynækol.*, Leipzig, 1898-xxii.

Internat. cliniq., Philadelphie, 1898-286 Epithélioma de la vulve.

Goffe. — *Américan Gynecol, Obstetr. J. N.-Y.*, 1898.

Mac-Cone. — *Pacifie. Record. M.S. San Francisco.* 1898, Sarcome du clitoris.

Barnsby. — Epith. primitif du clitoris. *Soc. Anatomique*, 1898.

CANEVA ZANINI. — *Prat. obstetr. ginecol.*, Milan, 1898. Contribution clinique aux néoplasies vulvaires.

HENRY. — *American J. Surg. Gynecol.*, Saint-Louis, 1898. Epithélioma de la vulve.

GLANTENAY et LARDENNOIS. — *Société Anatomique*, 1898, Tumeur du clitoris.

MARSHALL. -- *Glascow. obstet. gynek. Soc.*, 1896. Sarcum mélanique du clitoris.

GODART. — *Bulletin de la Société de Gynécol. obstétr.* Bruxelles, Epithélioma de la vulve, 1898.

FRANKE. — *Thèse*, Berlin, 1898. Tumeurs malignes des organes génitaux externes de la femme.

BUNGE. — Carcinome des petites lèvres respectant le clitoris. *Zeitschrift fur geburts. Gynœk. Stuttgart*, 1898. XXXVIII.

BARBY. — Cancroïde vulvaire. *Journal des sciences médicales*, Lille, 1900, XXII.

MORESTIN. — *Société anatomique*, décembre 1900.

POLAILLON. — *Société Anatomique*, 1901.

IMPRIMERIE F. DEVERDUN. — BUZANÇAIS (INDRE)

www.ingramcontent.com/pod-product-compliance
Ingram Content Group UK Ltd.
Pitfield, Milton Keynes, MK11 3LW, UK
UKHW020326220726
13923UKWH00003B/1384

9 782019 256029